ÉTUDE
SUR LE SANG

CONSIDÉRÉ

AU POINT DE VUE DES APPLICATIONS
QUE L'ON PEUT EN FAIRE EN HYGIÈNE
ET DANS L'INDUSTRIE

PAR

A. CHEVALLIER,
Membre de l'Académie de médecine,
du Conseil de salubrité, etc.

A. CHEVALLIER fils,
Membre de l'Académie des sciences
de Rouen, de Dijon, etc.

———

PARIS

J.-B. BAILLIÈRE et FILS

LIBRAIRES DE L'ACADÉMIE DE MÉDECINE

Rue Hautefeuille, 19, près du boulevard Saint-Germain

1871

EXTRAIT

DES

ANNALES D'HYGIÈNE PUBLIQUE ET DE MÉDECINE LÉGALE

2ᵉ série, 1871, t. XXXV.

Journal rédigé par : MM. Andral, Beaugrand, Bergeron, Brierre de Boismont, Chevallier, Delpech, Devergie, Fonssagrives, T. Gallard, Gaultier de Claubry, Guérard, Michel Lévy, Pr. de Pietra Santa, Z. Roussin, Ambr. Tardieu, Max. Vernois. Avec une *Revue des travaux français et étrangers*, par MM. les docteurs O. Du Mesnil et Strohl.

Publié depuis 1829, tous les trois mois, par cahier de 250 pages, avec planches.

PRIX DE L'ABONNEMENT ANNUEL :

Pour Paris : 18 fr. par an. — Pour les départements (*franco*) : 20 fr.

On s'abonne à Paris, chez J.-B. Baillière et Fils, 19, rue Hautefeuille.

Paris. — Imprimerie de E. Martinet, rue Mignon, 2.

ÉTUDE

SUR LE SANG

Ce travail nous a été inspiré par la nécessité où l'on s'est trouvé, par suite du siége de la capitale, de rechercher : 1° quel parti on pourrait tirer des quantités considérables de sang résultant de l'abatage des animaux de boucherie dans Paris ; 2° quels seraient les moyens de soustraire ce liquide à la fermentation putride, de devenir une cause grave de danger pour l'hygiène publique. Cette deuxième question était pressante : en effet, on sait que le sang des abattoirs est concédé à un industriel qui l'enlève pour le traiter et le convertir en engrais ; cet industriel, se trouvant dans des conditions de force majeure, ne pouvant pas enlever le sang pour le porter dans ses usines, situées hors de Paris, fut donc forcé de renoncer à exécuter son marché.

L'administration, par suite de cette renonciation, se trouva dans une position difficile ; il fallait à tout prix se débarrasser d'un produit susceptible de s'altérer avec rapidité et de devenir une cause d'infection. On avait d'abord pensé qu'on pourrait obvier à ces embarras en jetant le sang dans les égouts ; mais, par ce mode de faire, on courait risque d'infecter non-seulement ces égouts, mais encore l'eau de la Seine.

La connaissance de ces faits nous porta à étudier une question qui nous semblait présenter un vif intérêt sous le rapport de l'alimentation, de l'hygiène publique et de quelques opérations industrielles. Nous avons dû, avant toute chose, rechercher ce qui avait été écrit sur le sang et sur l'emploi qu'on pouvait en faire. Nous nous proposons de signaler ce qu'il y a d'utile dans ce qui a été publié, et ce qu'il serait possible d'ajouter à ces publications. Disons d'abord quelques mots sur les propriétés physico-chimiques de ce liquide.

I. Propriétés physico-chimiques du sang. — Le sang de l'homme et celui des animaux ont beaucoup d'analogie entre eux. On y trouve de l'eau, de l'albumine, de la fibrine, des matières extractives, des matières grasses, des carbonates, des sulfates, des phosphates, de la potasse, de la soude, de la magnésie, de l'oxyde de fer.

Le poids spécifique du sang est, d'après Berzelius, de 1,0527 à 1,057; d'après Fourcroy, de 1,056. Mais cette densité varie suivant la proportion d'eau que renferme ce liquide : chez l'homme, cette proportion, pour 1000 parties, est de 780 à 805 (Lecanu); chez les animaux, selon l'espèce, elle est de 768 à 839 (H. Nasse). Cette quantité d'eau est en grande partie la cause de l'altérabilité du sang et de sa difficile conservation.

Pris à l'état frais et exposé à une température qui n'excède pas 100 degrés centigrades, le sang s'épaissit, se coagule, acquiert une couleur brune; si on l'agite, si l'on renouvelle la surface, il se dessèche et se convertit en une poudre presque noire, qui peut être conservée sans altération dans des vaisseaux fermés; à l'air, le sang sec s'humecte un peu et se couvre d'une efflorescence saline que Fourcroy dit être due à du carbonate de soude.

Exposé au contact de l'air et de l'air humide à une température moyenne (12 degrés), le sang, qui avait pris de la consistance, se sépare en deux parties : le caillot et le sérum; bientôt il exhale une odeur d'abord fade, puis plus tard excessivement fétide. Aussi, lorsque le sang est porté dans certaines usines pour être converti en engrais, si les moyens employés pour cette conversion ne sont pas bien appropriés, ces usines deviennent un sujet grave d'insalubrité pour le voisinage. Les acides ajoutés au sang le coagulent instantanément; sa couleur devient plus foncée, du rouge elle passe au brun. L'acide sulfurique le carbonise; avec l'acide azotique il y a un dégagement de gaz azote et formation d'acide hypoazotique, d'une matière grasse et dégagement d'acide carbonique. L'acide sulfureux, d'après Poutet (de Marseille), opère le *mutage* du sang, l'empêche de s'altérer et de fermenter; le chlore lui fait prendre une couleur noire analogue à la couleur de l'encre.

Les alcalis, au lieu de solidifier le sang, le liquéfient et même redissolvent le sang coagulé par les acides.

Les dissolutions métalliques coagulent le sang en donnant lieu à un précipité susceptible de conservation; il en est de même des substances astringentes.

II. **Emploi du sang dans l'alimentation.** — Le sang fourni par les animaux peut être employé comme aliment et venir en aide à la population. L'usage de cet aliment offre-t-il quelque inconvénient pour la santé publique?

Lorsqu'il nous fut donné connaissance des craintes qu'inspiraient les difficultés qu'il y avait de faire sortir le sang des abattoirs et des résultats funestes qui pourraient provenir de l'accumulation d'un produit susceptible de se putréfier avec rapidité, il nous vint à l'idée que, dans le moment de crise où nous nous trouvons, le sang pourrait être converti en matière alimentaire qui jouirait de la condition d'être salubre et complète, c'est-à-dire de réunir différentes substances capables : 1° de fournir, pendant l'acte de la respiration, la quantité de chaleur nécessaire à l'entretien de la température du corps humain; 2° de réparer les déperditions incessantes qu'éprouvent nos tissus, et de subvenir au développement qu'ils prennent durant la croissance ou l'engraissement.

La matière qui, selon les auteurs, jouit de ces propriétés

c'est la viande : malheureusement elle n'est pas en assez grande quantité pour pourvoir aux besoins de tous (1).

La viande, comme on le sait, est composée d'eau, de fibre musculaire, d'albumine, de matières grasses, de matières extractives, de sels; ses éléments sont le carbone, l'hydrogène et l'azote; l'azote, dans la viande desséchée, est de 13,22 pour 100. Le sang sec en contient de 15 à 16 pour 100; ses éléments constituants sont d'ailleurs les mêmes que ceux de la viande, ainsi que nous l'avons dit plus haut, et, par conséquent, il peut intervenir utilement dans notre régime alimentaire.

Si l'on recherche ce qui se rapporte au sang considéré comme aliment, on sait que celui de porc sert à préparer le *boudin*; mais la quantité de cette préparation vendue à Paris est tellement considérable, que le sang de porc ne suffit pas et qu'il faut y joindre celui d'autres animaux. En Suède, le sang entre dans la confection d'un pain très-nutritif qui se prépare en apprêtant la pâte comme à l'ordinaire, en employant, au lieu d'eau simple, un mélange formé de parties égales de ce liquide et de sang (2). En Italie, les classes peu aisées en font aussi usage. Ce sang, qui a subi la cuisson, est exposé en vente sur la voie publique dans des poêlettes. Dans le midi de la France, à Montpellier et dans diverses localités, le sang cuit est un article commercial. Les Lapons boivent quelquefois le sang de leurs rennes; mais en général ils le conservent dans la vessie de ces animaux, l'exposant au froid et le laissant se solidifier par la congélation; pour l'usage, ils en coupent alors ce qui leur est nécessaire.

(1) Autrefois, en province, la viande était mangée en moindre quantité qu'elle ne l'est maintenant.

(2) Nous avons fait préparer de ce pain; sa couleur est foncée, mais il a un bon goût; employé pour faire la soupe, il ne se délite pas. On peut dire qu'il se trempe bien. — Voyez Gaultier de Claubry, *De la confection du pain à Paris pendant l'investissement (Bull. de l'Acad. de médecine*, Paris, 1870, t. XXXV, p. 769).

Dans diverses localités, on accommode le sang du lièvre, des poules, des pigeons, etc., et ces préparations culinaires sont recherchées. Nous avons mangé dans le département de l'Allier du sang mêlé à d'autres aliments, et ce mélange était de fort bon goût.

Tout en nous occupant de ce travail, nous nous procurâmes chez notre boucher, puis aux abattoirs de la Villette, du sang de bœuf, de mouton, de veau : nous reconnûmes qu'on peut en préparer des aliments agréables au goût, sans qu'il soit nécessaire de le convertir en boudin.

Deux médecins d'un mérite reconnu, Mérat et Delens (1), ont donné à l'usage du sang comme aliment l'approbation la plus complète : « On ne devrait pas, disent ces auteurs, » laisser perdre une parcelle du sang des boucheries; on » devrait le recueillir et le fricasser, ainsi qu'on le fait dans » plusieurs localités : c'est un mets savoureux et très-» nutritif, que le bon marché met à la portée des plus » petites bourses. »

Maintenant que nous avons démontré que le sang peut entrer dans l'alimentation, portons notre attention sur la quantité de sang qu'on pourrait se procurer à Paris. De nos recherches, il résulte : 1° que les 500 bœufs abattus journellement dans les abattoirs fournissent en moyenne 20 000 litres de sang frais; 2° que les 4000 moutons en fournissent 28 000 litres; total, 48 000 litres, soit 9 à 10 mille kilogrammes d'un produit alimentaire (2).

Nous ne tenons pas compte du sang de porc, utilisé par les charcutiers, ni de celui de veau, qui est en petite proportion; quant au sang de cheval, dont la quantité est con-

____

(1) Voyez Mérat et Delens, *Dict. univ. de mat. méd. et de thérapeutique générale*, t. VII, p. 646.

(2) On a contesté le chiffre indiquant ces quantités; mais nous croyons, d'après les renseignements qui nous ont été donnés, venant de personnes bien placées, que ces chiffres peuvent être regardés comme exacts.

sidérable, nous le passons sous silence, à raison de la répugnance parfois insurmontable que la majeure partie de la population éprouvait à en faire usage comme aliment.

En dehors des circonstances particulières dans lesquelles Paris se trouve en ce moment, le sang pourrait rendre de très-grands services dans les années où les récoltes sont peu abondantes. En effet, d'un tableau dû à M. Legoyt, chef de la division de statistique agricole au ministère de l'agriculture, il résulte que le nombre d'animaux abattus en 1862 a été : 1° de 131 140 910 bœufs; 2° de 57 994 541 vaches; 3° de 61 304 468 veaux; 4° de 62 147 482 moutons; 5° de 5 268 634 agneaux et chevreaux; 6° de 61 107 447 porcs.

Outre ces quantités, un bon nombre d'animaux sont tués hors des abattoirs par des particuliers et par des maraudeurs.

L'utilité qu'on peut tirer du sang a été le sujet : 1° d'une lettre que nous avons adressée à M. le maire de Paris le 26 septembre 1870; 2° d'une lettre à M. le préfet de police en date du 27 du même mois. Nous avons voulu pousser à l'emploi du sang comme aliment, en faisant connaître les faits qui précèdent par une lettre adressée à un ancien syndic de la charcuterie de Paris, M. Rousseau. Depuis que nous avons écrit cette lettre, une quantité très-notable de sang a été convertie en boudin. Nous en avons vu entre les mains de notre collègue M. Reynal, et depuis nous avons constaté qu'il est mis en vente à la halle.

Nous savons aussi que M. Riche a eu l'idée de conserver et d'utiliser le sang (1).

Avant de terminer ce qui est relatif à ce sujet, disons que quelques personnes ont exprimé des craintes relativement à l'insalubrité du boudin fabriqué avec le sang de bœuf; elles se fondaient sur ce qu'en Allemagne, et spécialement dans le Wurtemberg, les accidents les plus graves s'étaient dé-

(1) Riche, *Comptes rendus de l'Académie des sciences*, 1870.

clarés à la suite de l'usage du boudin ordinaire et d'autres préparations de charcuterie. Mais il faut observer que, dans ces cas, d'ailleurs rares, ces produits étaient devenus spontanément le siége d'altérations dont on ne connaît pas bien la nature.

III. Emploi du sang dans l'industrie. — Sous le rapport industriel, le sang est employé dans la teinture, la clarification de diverses liqueurs (sirops, vins, etc.), la peinture dite *badigeonnage*, la préparation du bleu de Prusse et celle d'engrais d'une très-grande valeur.

De ces diverses applications, nous nous bornerons à indiquer celle qui est relative à la fabrication des engrais, comme ressortissant plus spécialement que les autres à l'hygiène publique et privée.

L'utilisation du sang en agriculture est une opération qui peut donner les meilleurs résultats, malheureusement la plupart du temps ce précieux liquide est perdu : nous avons constaté dans diverses villes qu'on ne le recueillait pas (1), on le jetait dans les rivières ou les ruisseaux ; il en salissait les eaux et devenait une cause d'infection. Dans les grandes villes, où la quantité de sang est considérable, on ne fait pas tout ce qu'il faudrait faire pour l'amener à l'état sec et pour le substituer au guano. Les personnes qui se sont occupées de la préparation des engrais n'ont pas employé les moyens convenables ; aussi trouve-t-on dans les *Rapports du Conseil de salubrité* (2) un compte rendu, d'où nous extrayons les considérations suivantes : « Parmi les » matières qui composent les résidus infects des grandes » villes, il en est une qui est particulièrement précieuse » comme engrais, mais éminemment putrescible : c'est le

(1) Nous n'avons pas pu, dans une ville de l'est de la France, faire recueillir et employer le sang des abattoirs, et cependant nous nous adressions à l'adjoint qui s'occupe d'agriculture sur une grande échelle.

(2) Paris, 1855.

» sang; une fabrique s'est formée pour utiliser comme
» engrais le sang provenant des abattoirs de Paris, en le
» mélangeant avec des matières absorbantes, telles que le
» terreau, la tourbe carbonisée; nous venons de dire
» (page 45) que cette fabrique, située à Arcueil, ne rem-
» plissait pas exactement les conditions de son autori-
» sation, qu'elle a donné lieu à des plaintes très-graves et
» qui ont paru fondées.

    » Parmi les moyens présentés par la fabrication pour faire
» cesser les inconvénients dont se plaint son voisinage, il en
» est un qui doit être signalé. Ce moyen serait de coaguler
» le sang avant sa sortie des abattoirs, au moyen de l'acide
» sulfurique; on éviterait ainsi le transport du sang à l'état
» liquide, qui est une des premières et des plus puissantes
» causes des inconvénients dont on se plaint.

    » Selon l'industriel, le sang coagulé par l'acide sul-
» furique pourrait se dessécher complétement et très-
» facilement à l'air libre sans donner la moindre odeur; il
» en résulterait qu'au lieu de vendre du sang chargé d'une
» grande quantité de matières inertes, comme il est obligé
» de le faire en confectionnant un engrais par le procédé
» suivi jusqu'alors, il donnerait au cultivateur du sang
» parfaitement pur pouvant, en raison de sa plus grande
» richesse comme engrais, supporter des frais de trans-
» port qui permettraient de l'expédier au loin. »

    Le Conseil, à qui ce procédé fut signalé, émit l'avis que
l'Administration devait favoriser les efforts de l'industriel,
mais que c'était l'expérience seule qui pourrait décider si ce
procédé réalisait tous les avantages qu'il semblait promettre.

    L'emploi de l'acide sulfurique ne paraît pas avoir réalisé
les avantages que signalait l'inventeur; en effet M. Trébu-
chet (1) s'exprime ainsi :

____

(1) *Rapport général sur les travaux du Conseil d'hygiène publique et
de salubrité, de 1849 à 1858. Paris, 1861.*

« *Dessiccation et coagulation du sang.* — Si les fabriques
» d'engrais offrent de graves inconvénients pour le voisi-
» nage, celles où l'on coagule et dessèche le sang ne leur
» cèdent en rien sous ce rapport.

» Le Conseil n'a point oublié les réclamations vives et
» fondées auxquelles a donné lieu l'exploitation d'une fabri-
» que semblable sur la commune d'Arcueil, et qui, après
» avoir été autorisée, fut fermée pour inexécution des con-
» ditions prescrites.

» Depuis, ce même fabricant, qui était concessionnaire
» du sang provenant des abattoirs, et auquel on avait refusé
» l'autorisation de s'établir à Grenelle, fut autorisé, à titre
» de tolérance, et afin de ne pas compromettre un service
» public qui mettait à un aussi mauvais point la salubrité, à
» transporter dans le même établissement d'Arcueil le sang
» préalablement coagulé dans les abattoirs ; ce qui faisait
» disparaître le principal inconvénient du transport et de
» la fabrication. Cette autorisation fut donnée à la condi-
» tion que le sang serait enlevé dans des vases étanches,
» qu'il serait immédiatement enfoui sous une couche de
» terre de 50 centimètres ; qu'il n'y avait pas dans la fa-
» brique plus de 100 hectolitres de sang coagulé, non cou-
» vert ; que le mélange de sang coagulé avec les matières
» désinfectantes serait fait au fur et à mesure des demandes,
» de telle façon qu'il n'y eût jamais plus de 2000 hectolitres
» d'engrais fabriqué d'avance.

» Le membre du conseil (M. Bussy) insistait sur cette
» condition d'enfouissement des matières, parce qu'après
» avoir été repoussée d'abord par le fabricant, comme de-
» vant amener la perte de son produit, il a reconnu contre
» son attente que ce sang confié à la terre s'était parfaitement
» conservé ; qu'il avait un peu souffert à la surface, mais sans
» décomposition ; le sang enfoui après coagulation par
» l'acide sulfurique représentait environ 2500 hectolitres.

» Le résultat de cette expérience, qui peut trouver son
» application dans beaucoup de cas analogues, nous a paru
» assez imparfait pour être consigné ici.

» A l'occasion de cette affaire, le Conseil insista pour que
» la coagulation du sang se fît dans les abattoirs, et pour
» que les concessionnaires eussent dans chacun de ces
» établissements un local spécial pour ce travail, sous la
» surveillance directe de l'inspecteur. Le sang coagulé par
» l'acide sulfurique ou par le chlorure de manganèse (1)
» était beaucoup moins putrescible et pouvait être facilement
» transporté à de grandes distances pour la fabrication des
» engrais ou pour l'emploi dans l'agriculture ; il y a donc
» tout intérêt à favoriser cette coagulation ; du reste, cette
» opération n'exige que peu d'espace, environ 250 mètres
» de surface. »

Il est bien entendu que le Conseil ne demandait l'application de la coagulation du sang que pour la quantité de sang qui n'est pas employée à la clarification des sucres par les raffineurs, auxquels il doit être livré à l'état liquide, quantité qui représente environ le tiers du sang qui sort des abattoirs.

Le Conseil a su qu'à la fabrique d'Arcueil différents essais avaient été faits par l'industriel, la dessiccation du sang coagulé, après l'avoir arrosé avec une dissolution de sulfate de fer ou de zinc, pour éviter tout dégagement de mauvaise odeur ; mais, d'après son dire, ces essais n'eurent pas les résultats qu'il en attendait, il avait du reste cédé son marché pour le sang des abattoirs, et il avait cessé toute introduction nouvelle de sang dans sa fabrique, où il existait

______

(1) Nous rappellerons ici qu'en 1825, nous avons, avec M. Payen, proposé comme désinfectants applicables aux vidanges : 1° l'acide pyroligneux obtenu dans la distillation du bois ; 2° les résidus de la fabrication du chlore ; 3° les sulfates de fer impur. (*Ann. de l'industrie nationale*, t. I, p. 75.)

encore des masses considérables de ce produit, les unes formées de sang desséché, les autres de sang coagulé provenant d'opérations très-anciennes, ou bien encore de sang qui avait été enfoui sous le sol, conformément aux prescriptions du Conseil.

Devant un tel état de choses contraire à l'hygiène publique et par suite de la suppression de l'établissement, il convenait de prendre des mesures nécessaires. Le Conseil proposa alors : 1° d'ordonner que le mélange du sang coagulé et desséché qui n'était pas recouvert de terre fût converti en poudrette au moyen de substances absorbantes ; 2° que cette opération, prescrite en septembre, fût exécutée et terminée avant le 1ᵉʳ janvier suivant ; 3° qu'il fût interdit au fabricant de toucher au sang enfoui, à moins d'y être spécialement autorisé, et seulement du mois d'octobre au mois de mai.

On voit que l'insalubrité avait été grave, sans quoi des prescriptions aussi sévères n'eussent point été imposées en raison surtout de ce que le sang amené à l'état d'engrais est pour l'agriculture un produit précieux.

Les dépôts de sang peuvent être aussi une cause grave d'insalubrité. Ces dépôts, dans lesquels ce sang est reçu en tonneau, exigeant de grands soins de propreté, doivent être éloignés des habitations ; les tonneaux doivent être arrosés et lavés à l'eau chlorurée, renfermés dans des hangars ventilés ; de plus, dans ces locaux, on ne doit se livrer à aucune manipulation de ce liquide.

Nous avons dit que du sang fourni par les abattoirs de Paris était expédié dans de grandes villes manufacturières pour être employé au raffinage du sucre. En 1859, M. le maire de Nantes fit connaître à M. le préfet de police qu'il y avait danger pour la santé publique (lors de ces expéditions) ; que les tonneaux qui renfermaient ce liquide expédié de Paris, à la destination des raffineries de sucre, répandaient dans les gares de chemins de fer une odeur infecte ; il le priait de prescrire les mesures nécessaires pour faire cesser un état de choses qui compromettait gravement la salubrité de la ville (Nantes). Un des membres du Conseil, M. Boudet, à qui cette affaire fut renvoyée, reconnut que les réclamations de M. le maire de Nantes étaient fondées, que le sang expédié à Nantes provenait en partie des abattoirs de Paris, et qu'il y avait lieu de prescrire pour ces expéditions : 1° De ne mettre au chemin de fer que du sang à l'état frais. 2° De n'employer, pour l'expédition de ce sang, que des tonneaux en bon état et n'ayant servi qu'à contenir du vin ou des substances incapables de produire ou de provoquer aucune mauvaise odeur. 3° De ne livrer les tonneaux de sang au chemin de fer qu'après les avoir brossés et les avoir lavés avec de l'eau chlorurée de manière qu'aucune trace de sang ne salisse leur surface, et qu'après avoir garni les bondes de terre glaise et les avoir assujetties au moyen de plaques de tôle. 4° De pratiquer à chaque tonneau, au moment où ils viennent où les charger dans les wagons et pour donner de l'air, une petite ouverture qui devra être en partie fermée au moyen d'un fétu de paille. 5° De prendre avec l'administration des chemins de fer des arrangements pour que les tonneaux soient expédiés dès leur arrivée à la gare de Paris, et pour que les destinataires de Nantes soient avisés de leur arrivée en gare de cette ville, de manière qu'ils puissent être enlevés immédiatement. 6° De n'introduire le sang dans les tonneaux qu'après y avoir fait brûler des mèches soufrées.

Nous savons, d'après les chiffres que nous avons empruntés à M. Legoyt, que la quantité de viande résultant de l'abatage s'était élevée en 1862 à 422 288 187 kilos ; encore le chiffre n'a pas été établi sur la totalité des animaux abattus, mais sur les renseignements de 358 villes chefs-lieux d'arrondissement, ou ayant une population au-dessus de 10 000 âmes, qui, pour ces villes, était de 6 277 343.

Si cette quantité de viande est considérable, celle du

sang est relative ; s'il n'est pas employé, il peut être une cause sérieuse d'insalubrité ; s'il l'est, il peut devenir, comme engrais, une source de richesse pour l'agriculture. Nous allons ici indiquer les moyens qui ont été proposés pour recueillir et conserver le sang destiné à la fabrication des engrais, sans qu'il en résulte d'inconvénients, sous le rapport de la salubrité.

Procédés indiqués par M. Payen (1). — *Premier procédé.* On fait dessécher au four, immédiatement après la cuisson du pain, de la terre exempte de mottes ; on a soin de la renouer de temps en temps au moyen d'un rabot. La quantité qu'on doit en préparer doit en être quatre à cinq fois plus grande que celle du sang liquide ; on tire sur le devant du four cette terre toute chaude et on l'arrose avec le sang ; on retourne à la pelle, et lorsque le mélange est homogène, on l'enfourne, on l'agite avec le râble jusqu'à ce que la dessiccation soit complète ; on peut alors mettre le tout dans des barils à l'abri de l'humidité. — *Deuxième procédé.* Il consiste à prendre de la terre séchée seulement à l'air, huit parties en volume et une partie de sang à mêler à la pelle, et de se servir de ce mélange comme engrais. D'après M. Payen, cette composition répandue sur le sol, dans la proportion d'un demi-kilogramme par mètre de superficie, donne lieu à une excellente fumure.

Nous avons exécuté ce mode de faire à B... les-Bains, sans pouvoir obtenir qu'après notre départ on le mît en pratique.

La dessiccation au four eût présenté, pour la faire adopter, les plus grandes difficultés ; nos agriculteurs et leurs femmes n'eussent plus voulu pour la plupart manger du pain cuit dans le four qui aurait servi à dessécher le sang, et il est donc nécessaire de pratiquer la dessiccation de la terre, soit en l'exposant l'été au soleil, soit en la desséchant sur

(1) Payen, *Mémoire sur le moyen d'utiliser toutes les parties des animaux morts dans les campagnes*, couronné par la Société d'agriculture, 1830.

une plaque de tôle. — *Troisième procédé*. On place dans
une chaudière de fonte une quantité de sang suffisante
pour occuper seulement une hauteur de trois à quatre
pouces; on chauffe jusqu'à l'ébullition en agitant sans cesse
à l'aide d'une spatule.

Le sang ainsi traité se sépare en deux parties, l'une liquide,
dans laquelle l'albumine se coagule en gros flocons; ceux-ci
perdent peu à peu la plus grande partie de l'eau qui les
mouille et se divisent de plus en plus par l'agitation conti-
nuelle qu'on leur fait éprouver. Lorsque le sang est ainsi
réduit en une matière pulvérulente humide, on peut ache-
ver la dessiccation en modérant le feu et remuant sans
cesse, ou bien retirant le sang amené à cet état et le
portant sur la tôle d'un four après la cuisson du pain; il
convient alors de procéder à l'écrasement à l'aide d'une
batte ou d'un manége et de l'embariller. Selon M. Payen,
100 kilogrammes de sang ainsi obtenu équivalent à
300 kilos d'os concassés ou à six voitures de fumier pe-
sant ensemble 7200 kilogrammes (1). Un procédé qui
a de l'analogie avec le précédent, consiste (2) à faire
coaguler le sang à une température de 100 degrés, soit
directement en le plaçant dans une chaudière chauffée à feu
nu, soit, ce qui est préférable, en employant l'intervention
de la vapeur : dans ce dernier cas, on peut placer le sang
dans un cuvier de bois; la partie coagulée est enlevée à
l'aide d'une longue écumoire soumise à une pression assez
énergique pour en extraire presque entièrement la partie
liquide, enfin desséchée à l'air libre, ou dans un séchoir à
courant d'air chaud. Le sang, ainsi desséché, puis pulvé-
risé, est mis en tonneaux, et il peut être expédié au loin

(1) Au lieu d'employer le four, qui sera toujours une difficulté, on
pourrait, si le sang était amené à l'état de matière pulvérulente humide,
le mêler avec de la sciure de bois, du tan épuisé. On doit alors tenir
compte des matières ajoutées.

(2) Dumas, *Traité de chimie appliqué aux arts*, t. VII, p. 723.

pour les besoins de l'agriculture. Ce procédé nous semble inférieur à ceux précédemment décrits, par la raison que le liquide aqueux qu'on en sépare par expression contient de la matière animale et des sels qui ont leur valeur en agriculture. Un procédé anciennement employé, mais qui, à l'époque actuelle, est abandonné, est celui qui consistait à faire tomber sur des bûches menues de bois dur le sang duquel on a séparé la fibrine. Ce mode de faire, qui exige la construction de bâtiments de graduation, a fonctionné à Paris pendant un certain laps de temps, près de la barrière des Fourneaux ; mais, le sang ainsi traité se décomposant et donnant lieu à des émanations infectes, l'usine dut être fermée. En 1847, M. Bonnet, alors adjudicataire du sang des abattoirs de Paris, fit connaître à la Société d'encouragement, dans la séance du 7 juillet, le procédé suivant : On prend 100 parties d'ocre rouge et 80 parties d'acide chlorhydrique, on les introduit dans une tourille ; on fait chauffer et l'on obtient un chlorure de fer. Selon M. Bonnet, 5 à 8 p. 100 de ce composé ajoutés au sang donnent lieu à un coagulé qui s'égoutte seul et avec la plus grande facilité, sans pression.

M. Bonnet, à l'appui de son dire, présente plusieurs échantillons du produit obtenu par son procédé. M. le président baron Séguier, faisant ressortir l'importance qui doit s'attacher à la solution de ce problème, s'empressa de déclarer qu'il lui paraît digne de la Société de prendre l'initiative dans l'étude de ces questions. Nous ne mentionnerons pas ici le procédé employé à l'usine d'Arcueil (l'emploi de l'acide sulfurique), puisque, malgré son emploi, la fermeture de l'usine avait été décidée. Il est facile de se rendre compte des causes de non-réussite : l'acide sulfurique employé attire l'humidité de l'air ; de plus il se concentre, il altère le sang, et lui fait perdre une partie de sa valeur ; enfin, dans la même année, MM. Barounet, Cherrier et Compagnie prirent des brevets pour la transformation du sang en engrais par les matières calcaires.

Nous avons reconnu qu'on pouvait tirer parti du sang traité par les alcalis. En effet, on peut préparer, à l'aide du lait de chaux et du sang, un engrais liquide; répandu sur les terres en quantité convenable, il peut être un engrais efficace, surtout dans les terrains où il est nécessaire de faire intervenir la chaux.

La quantité de sang à employer pour un hectare, si l'on se sert de sang sec, est de 275 kilogrammes; si l'on fait usage du sang humide, de 825 kilogrammes; il faut étudier la quantité d'eau qu'il sera nécessaire d'employer pour l'arrosement de la quantité de terre sur laquelle on doit opérer, et se servir d'un tonneau d'arrosement. Un procédé donné par M. Paullet n'est qu'une modification du procédé indiqué par M. Dumas : il consiste à coaguler le sang par la chaleur, à recueillir le caillot, à le soumettre à la presse hydraulique pour obtenir des tourteaux qui seraient desséchés dans une cheminée traînante dans laquelle on ferait passer les produits de la combustion générale de l'usine. L'idée de faire passer la fumée sur ces tourteaux s'explique : en effet, on sait que la créosote est un agent utile qui peut aider à la conservation du sang et empêcher sa décomposition.

Le procédé qui a été mis en pratique par M. Chevallier fils est le suivant :

En 1852, frappé du peu de succès qu'on obtenait dans les fabriques d'engrais en suivant les procédés en usage, il étudia les divers moyens proposés pour conserver le sang et l'amener à un état convenable pour l'expédition. Ces études ont donné lieu à des résultats utiles; un brevet fut pris, afin de pouvoir continuer tranquillement le travail entrepris.

L'emploi de divers acides fit connaître que l'acide hydrochlorique est celui qui convient le mieux pour atteindre le but proposé.

C'est donc à l'aide de cet acide que les opérations furent

faites, en agissant, soit sur le sang liquide, soit sur le sang en caillots.

La quantité d'acide qui peut varier, suivant que ce sang provient de tel ou tel animal, est de 2 à 4 pour 100. On agit de la manière suivante : On recueille le sang liquide dans un tonneau ou dans des baquets; on ajoute peu à peu l'acide en agitant avec une grande spatule de bois ou avec un rabot : bientôt on voit le sang changer de couleur, s'épaissir et passer à l'état d'une gelée solide qui, au bout de quelques heures, peut dans des tonneaux être mise sur une charrette et transportée à 10, 20, 100 et 150 kilomètres, sans inconvénient pour la salubrité publique. Là elle peut être desséchée ou mêlée avec des tourbes, des cendres, du tan épuisé, de la sciure de bois, et amenée en un engrais qui peut être répandu sur les terres comme le sont les engrais pulvérisés (1).

Si l'on veut la dessécher et obtenir le sang sec sans mélange, on porte dans une étuve où l'on renouvelle de temps en temps les surfaces, et, le sang étant sec, on le réduit en poudre. Le sang porté à l'étuve s'agglutinant, la dessiccation pouvant être difficile, on obvie à cet inconvénient en formant le sang à l'état de gelée, le mêlant à des substances absorbantes, puis soumettant le mélange à l'étuve, tenant toujours compte des absorbants qui ont été employés.

Les mélanges que nous avons faits sont les suivants; ils ont parfaitement réussi :

Premier mélange.

Sang frais............	500	
Poussier de charbon..	500	Le mélange sèche à l'air, il
Sciure de bois.......	250	n'a pas besoin de l'étuve.
Acide chlorhydrique..	10	

(1) Il est de certaines espèces de sangs liquides qui, au lieu de donner une gelée solide, fournissent une gelée tremblante; dans ce cas, on la solidifie à l'aide de sciure de bois, de tan épuisé, en tenant compte des absorbants ajoutés.

Deuxième mélange.

Sciure de bois	200	Même remarque que pour
Sang frais	500	le précédent.
Acide chlorhydrique	10	

Troisième mélange.

Sang frais	500	
Tan épuisé	200	Même remarque.
Acide chlorhydrique	10	

Nous avons ainsi constaté qu'on pourrait préparer un composé avec le goudron de Norvége dans les proportions suivantes :

Sang	500	Ce mélange se conserve sans
Sciure de bois	200	qu'il ait besoin d'être mis
Goudron de Norvége	20	à l'étuve.

On conçoit que ces mélanges ne contiennent pas la même quantité d'azote que le sang sec; mais ces engrais ne devant être vendus qu'après titrage, il ne peut y avoir tromperie sur la valeur de l'engrais (1).

On a préconisé l'emploi du sang qui n'a pas subi ces préparations comme engrais; cet emploi, fait aux colonies, eut des résultats malheureux : les rats, attirés par l'odeur du sang putréfié, faisaient des fouilles aux pieds des cannes qui étaient déracinées et tombées; dans d'autres localités, ce sont les chiens qui donnaient lieu à des désastres qui ont dû faire renoncer à ce mode d'emploi. L'enfouissement du sang, conseillé pour la fabrique d'engrais d'Arcueil, avait été proposé par un agronome célèbre, Mathieu de Dombasle, qui prescrivit de mélanger le sang avec du fumier, puis de l'enfouir sous le sol : au bout d'un an, disait-il, on trouvait un excellent terreau qu'on pouvait appliquer pour fumer les terres. Personne mieux que notre collègue Payen n'a bien fait connaître l'utilité du sang

____

(1) On a conseillé de solidifier le sang par le plâtre pour le faire servir sur les prairies, mais le plâtre a une valeur très-grande dans certaines localités ; établissons ici qu'on peut se servir des plâtres de démolition qu'on soumettra à l'action de la chaleur comme on le fait pour le plâtre cru.

comme produit agricole. Voici ce qu'il disait à ce sujet :
« Le sang, en quelque état qu'il se trouve et de quelque
» animal qu'il provienne, offre aux agriculteurs une pré-
» cieuse ressource comme engrais. Les gens de la campagne
» profiteront de tous les avantages possibles qu'offre ce
» riche engrais, sans qu'il leur en coûte rien qu'une peine
» légère et l'emploi d'un temps souvent inoccupé : ils re-
» cueilleront dans un vase quelconque tout le sang résul-
» tant d'une saignée et celui qu'ils trouveront coagulé dans
» l'intérieur du corps; ils le mélangeront le plus activement
» possible, à l'aide de la pelle, avec huit fois son volume de
» terre sèche; cette quantité, répandue dans la proportion
» d'un demi-kilogramme par mètre de superficie, procu-
» rera une excellente fumure; avec le sang d'un cheval,
» d'une vache ou d'un bœuf, c'est-à-dire avec 20 ou
» 25 kilogrammes du mélange indiqué, ils fertiliseront 320 à
» 400 mètres, environ un tiers d'arpent, en y ajoutant la
» vidange des boyaux. »

Toujours d'après M. Payen, le sang est un engrais de
beaucoup supérieur à tous ceux connus et désignés sous le
nom de *poudrette*, de *tourteau*, etc.; il ne le cède qu'à la
viande séchée et réduite en poudre.

Selon nous, le sang, sauf celui qui est à l'état liquide, est
supérieur au guano, qui, très-riche dans certains cas, est
très-pauvre en substances fertilisantes dans d'autres, parce
que, employé comme engrais, sa décomposition est plus
lente, plus régulière, agit lentement et successivement
pendant la croissance des végétaux.

IV. **Inconvénients, sous le rapport de la salubrité, des
abattoirs particuliers des boucheries.** — On trouve dans un
Rapport du conseil de salubrité le passage suivant : « Les
boucheries sont, parmi les industries, celles dont le voisinage avait le plus à souffrir avant qu'on ne construisît des
abattoirs. L'abatage des animaux donne toujours issue à
une quantité plus ou moins grande de sang qu'on ne peut

recueillir entièrement, le *vidage* des intestins fournissant une certaine quantité de matière putrescible que les lavages n'entraînent qu'imparfaitement; le fumier qu'on en retire, et qu'on laisse séjourner plus ou moins longtemps, forme une cause évidente d'insalubrité. Si l'on ajoute à ces inconvénients les cris des animaux, la fabrication des *asticots*, l'abondance des mouches en été, on voit qu'il est à désirer, pour ceux qui sont voisins de ces établissements, et en raison de la santé et en raison de la salubrité, qu'on les éloigne des habitations : aussi, chaque jour, des plaintes fondées sont portées à l'administration, soit sur la négligence des propriétaires de ces établissements, soit sur la non-exécution des mesures qui leur sont prescrites par leur autorisation. Les conditions d'autorisation posées dans les permissions, conditions qui, s'il est démontré qu'elles ne sont pas exécutées, peuvent amener le retrait de l'autorisation, sont les suivantes : 1° Chaque jour d'abatage, les peaux des animaux abattus seront enlevées; en outre, le sang sera déversé dans un tonneau destiné à cet usage et enlevé en même temps que la peau des animaux; 2° chaque jour d'abatage, toutes les issues, les matières intestinales seront également déposées dans un tonneau destiné à cet usage, enlevé et porté dans les champs : sous aucun prétexte, ces matières ne seront mêlées au fumier; 3° la cour et les ruisseaux seront tenus dans un état constant de propreté, de manière qu'aucune eau roussâtre ne coule sur la voie publique; 4° les murs de l'abattoir seront lavés à grande eau après chaque abatage; 5° enfin, toutes les mesures seront prises pour que, soit le bruit des engrenages de la poulie du treuil, soit tout autre bruit, n'incommode les habitants des maisons voisines. Toutes ces mesures exécutées, les voisins seraient encore exposés à quelques inconvénients; mais par la non-exécution des prescriptions générales, si l'autorité municipale n'intervient pas, et cela est arrivé, le voisin, lésé dans ses intérêts, dans sa santé, s'il n'est pas insouciant, surtout sur sa santé et sur celle de ses enfants, peut être constamment en guerre avec le boucher, et, si satisfaction ne lui est pas donnée, il peut, en justifiant du bien fondé de ses plaintes, obtenir la suppression d'un établissement qui ne remplit pas les conditions qui ont été imposées. Cette intervention, quoique juste, attire au voisin lésé des ennuis, des haines, que l'autorité municipale aurait pu prévenir. L'écoulement des eaux sanguinolentes, des eaux dites *eaux rousses*, est un des graves inconvénients pendant la saison chaude. »

Les interstices des pavés sont pénétrés, et, lors du balayage, il y a dispersion d'émanations insalubres peu supportables ; cet inconvénient est tel, qu'en 1844 le Conseil de salubrité a été appelé, en raison de douze plaintes sur les difficultés locales à faire écouler les eaux de lavage putrescible de boucheries, dites *eaux rousses* (1).

(1) L'inconvénient des eaux rousses versées sur la voie publique avait fixé dès 1840 notre attention. Consulté à propos d'un des abattoirs de Paris, nous demandâmes des renseignements à M. Girardin, professeur de chimie à Rouen, relativement à l'abattoir de cette ville ; il nous fit connaître : que les eaux de lavage des cent dix-huit tueries s'écoulaient dans d'anciens aqueducs qui serpentent dans to' l'abattoir et qui contenaient 1070 muids. Dans l'origine, on avait cherché à les faire absorber par le sol, et l'on avait creusé d'immenses trous remplis de pierres calcaires qu'il a fallu bientôt combler, vu leur inutilité et l'odeur infecte qui s'en exhalait. Plus tard, on songea à les conduire à la Seine au moyen d'un ruisseau à ciel ouvert ; des plaintes nombreuses s'élevèrent contre ce mode de faire, si bien qu'on fut forcé de ne lâcher les eaux que pendant la nuit. Enfin, on songea à faire creuser un puits artésien ; M. Mulot trouva, à 570 pieds, une nappe d'eau non jaillissante, dans laquelle on écoula toutes les eaux rousses. Ce puits absorbe 100 muids d'eau en quinze minutes. M. Girardin, avant cet écoulement, publia une instruction sur l'usage de ces eaux en agriculture ; quelques cultivateurs les employaient, nous avons fait des essais pour précipiter le sang qui rougit ces eaux, mais jusqu'à présent nous n'avons pas obtenu des résultats satisfaisants.

Ce mémoire était imprimé lorsque nous est parvenu la lettre suivante :

MINISTÉRE
DE L'AGRICULTURE
ET DE COMMERCE
—

CABINET
DU MINISTÈRE

Paris, le 15 septembre 1870.

Monsieur,

Je rends le plus sincère hommage à la pensée de philanthropie désintéressée qui a déterminé vos études au sujet de l'emploi du sang comme matière alimentaire.

La comparaison à laquelle vous vous êtes livré prouvera au public que, cette fois encore, il était victime d'un préjugé, et que son système d'exclusion le conduisait à se priver d'une ressource précieuse.

Grâce au résultat atteint par vos expériences une richesse nouvelle, qui trouvera dans les circonstauces actuelles une importance véritable, va être mise à la disposition de notre industrie.

Permettez-moi de vous adresser mes remerciments, tant en mon nom personnel qu'au nom des intérêts commerciaux que je représente.

Agréez, Monsieur, l'assurance de ma considération distinguée.

Pour le Ministre du commerce,

OZENNE.

Paris. — Imprimerie de E. MARTINET, rue Mignon, 2.